AUX GENS DU MONDE

UNE

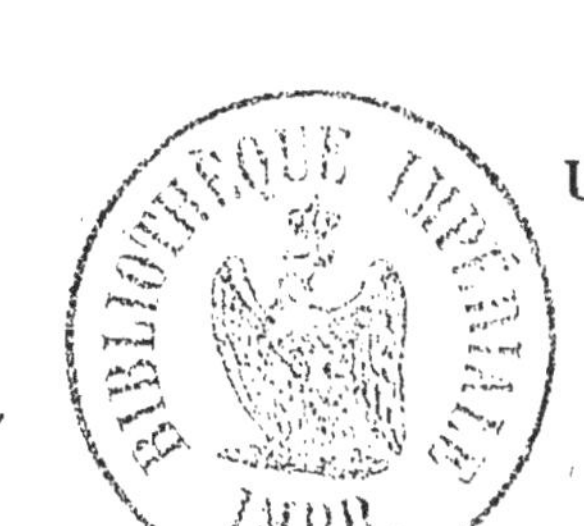

CONSULTATION

MÉDICO-HYGIÉNIQUE

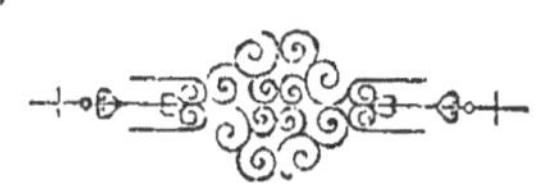

TYPOGRAPHIE OBERTHUR & FILS, A RENNES.

Maison à Paris, rue des Blancs-Manteaux, 35.

—

1869

Aux Gens du Monde

UNE

CONSULTATION

MÉDICO-HYGIÉNIQUE

La maladie, la douleur, l'infirmité, le péril n'ont été le plus souvent, à l'origine, qu'une prédisposition par hérédité, par excès de tempérament, et surtout par incurie ou par mal entente des plus simples notions de l'hygiène.

S'il existait quelque part un moyen de facile pratique, de résultat certain, capable d'annuler ou seulement d'immobiliser ces germes morbides, il faudrait sans retard et par toutes les voies possibles de la propagande utilitaire le faire connaître à tous ceux qui sont atteints ou menacés.

Or, ce moyen n'est autre que l'Eau de Contrexéville, bue d'une manière permanente, à la première heure du mal, et non plus seulement par exception à l'heure extrême du danger.

Quant à ces douleurs, ces infirmités, ces périls, ils sont ce que je vais dire :

Ils sévissent surtout dans les régions sociales de l'intelligence et de la fortune, chez les hommes qui subissent ou qui prennent la part la plus large des labeurs et des joies de la vie civilisée.

Ils commencent par de simples irrégularités fonctionnelles, qu'il est facile de reconnaître et non moins facile de réprimer; ils ne manquent guère de progresser jusqu'aux infirmités les plus humiliantes, aux souffrances les plus pénibles, aux fatalités les plus extrêmes.

A chaque retour de la belle saison, des degrés les plus simples aux plus avancés, tous ils se groupent dans l'antique sanctuaire de la naïade de Contrexéville.

Vous verriez là, se coudoyant et remplissant leurs verres à la même source du Pavillon, avec la même confiance, avec le même succès, des malades bien diversement classés cependant dans le martyrologue médical.

Leurs maladies s'appellent :

1. La Gravelle.
2. La Goutte.
3. Le Rhumatisme.
4. Le Diabète sucré.
5. L'Apoplexie.
6. Certaines Dartres.
7. Les maladies de l'Estomac.
8. Celles du Foie.
9. Les Migraines.
10. Les affections spéciales aux femmes.

Et principalement :

Les Maladies des Voies urinaires.

Veuillez, je vous prie, ami lecteur, interroger avec moi, sans distinction de leurs spécialités morbides, tous ces buveurs (c'est ainsi qu'on les nomme à Contrexéville), ils vous répondront à l'envi :

Que le premier signal leur est venu de leurs organes urinaires, dont les fonctions ont perdu leur régularité normale, dont les produits ont offert des caractères inusités.

Que l'urine s'est montrée, d'abord accidentellement, puis d'une manière permanente, irrégulièrement colorée.

Que ce liquide en est venu à déposer un enduit terreux ou limoneux rouge, jaune ou gris sur les parois du vase de réception.

Qu'il frappait l'odorat par des émanations plus ou moins fortes.

Qu'il s'y est formé des nuages de coloration et de densité variables.

Qu'il s'y est déposé, au moment même de l'émission ou peu après, des matières pulvérulentes, cristallines, graveleuses, de teintes rouges, jaunes, grises et quelquefois blanches.

Ils ajouteront avec la même unanimité :

Qu'ils ont perdu le libre et régulier accomplissement de leurs actes urinaires, fatales déchéances que tous ils déplorent surtout.

Ne voilà-t-il pas des titres suffisants de parenté entre tous les hôtes de Contrexéville, instinctivement attirés vers le même champ d'asile?

Fouillez plus avant encore dans leur dossier pathologique, vous y trouverez comme éléments nouveaux d'affinité :

Qu'ils portent tous plus ou moins le cachet originel d'une hérédité goutteuse, graveleuse, apoplectique ;

Qu'ils ont tous présenté, que la plupart présentent encore les attributs de l'énergie constitutionnelle : teint coloré, large poitrine, vaste cavité digestive, entrain, salacité, vigoureux appétit.

Ils vous avoueront en outre :

Qu'ils ont plus souvent gaspillé qu'économisé ces richesses passionnelles et dynamiques ;

Qu'ils ont tous sacrifié la bête aux absorptions de l'intelligence, aux luttes et aux abnégations des professions libérales , à des ambitions, à des joies, à des chagrins trop vivement ressentis;

Qu'ils ont, en un mot, vu naître et s'accroître les pénibles exigences de leur poche urinaire au cours des altérations de liquides écrites plus haut, ou directement et de plein pied.

Ne suffit-il pas, en effet, pour compromettre, dans sa nervosité et dans sa structure, ce capricieux et délicat appareil, des contraintes que lui imposent le *Magistrat*, le *Fonctionnaire public*, le *Prêtre*, le *Littérateur*, le *Négociant*, absorbés dans les trop longues assiduités de leurs travaux, des violences que lui font subir les rudes percussions du cheval et de la voiture, et avant tout, de ses compromettantes solidarités avec les organes génitaux?

Ne sont-ce pas là des titres suffisants de parenté entre tous ces malades de noms si divers ; mais la preuve la plus essentielle de la similitude originelle de leurs affections , c'est que tous ils présentent à un degré quelconque une prédominance de principes acides dans leurs principales humeurs et surtout dans leurs liquides urinaires.

Ces matières acides surabondantes sont l'acide urique, résidu de leurs matières azotées, et l'acide phosphorique, résidu de leurs substances nerveuse et osseuse.

Elles constituent un vice humoral commun à toutes ces manifestations maladives diverses; il est donc évident que détruire ce vice est le moyen le plus sûr de prévenir ces maladies.

Je vous l'ai dit, ce moyen n'est autre que l'Eau minérale de Contrexéville, que je me propose de vous faire connaître , après avoir sommairement analysé toutes ces maladies sous le jour nouveau dont notre étude s'est éclairée.

1° La Gravelle.

.Voici le type le plus complet et le plus évident du désordre humoral dont il s'agit :

Les matières acides affluent surtout vers les reins ; elles font de l'urine un liquide irritant pour les réservoirs où il séjourne, pour les conduits qu'il parcourt.

Ces matières ne tardent pas à déposer des sédiments, des cristaux, des graviers, des calculs qui sont charriés au dehors au prix de vives douleurs ou qui s'arrêtent dans quelques cavités, s'accroissent progressivement et prennent en même temps que le nom la gravité de la pierre.

On le voit, du premier degré (urine suracide sédimenteuse) au degré extrême (la pierre), l'intervalle est comble par l'ignorance et l'incurie.

2° La Goutte.

Elle n'est que la gravelle des articulations.

Les urines ne suffisent pas à porter hors de l'économie les principes acides en excès ; ceux-ci envahissent les tissus articulaires, heureux quand ils ne se dévient pas vers les organes nobles, cerveau, cœur, poumons, etc.

3° Le Rhumatisme.

Il ne commence pas d'emblée par la suracidité humorale, mais il y aboutit quand, par une progression trop fréquente, il s'étend des surfaces vers les profondeurs de l'organisme et surtout vers les reins : il imite dès lors toutes les allures de la goutte et de la gravelle, comme en font surtout foi les dépôts urinaires.

4° Le Diabète sucré.

Les diabétiques ont presque tous commencé ou finissent presque tous par charrier dans leurs urines des sables acides, voire même des graviers et des calculs.

5° L'Apoplexie.

.Les sujets apoplectiques ressortent des mêmes transmissions héréditaires et présentent les mêmes conditions constitutionnelles que les goutteux et les graveleux.

Ils sont sujets comme eux aux sédiments urinaires acides.

6° Certaines Dartres.

Dartres. — Maladies dartreuses.

Les Landes de la médecine, où vous trouverez difficilement une notion précise pour abriter votre logique.

Je suis heureux de vous en montrer une portion défrichée bien plus au profit de la pratique que de l'art, croyez-le bien.

L'acidité humorale s'est copieusement manifestée vers les reins et vers les articulations; elle se généralise plus encore, elle exagère l'acidité normale des produits de l'appareil sudoral.

Baignée en permanence par des sueurs suracides, la peau s'irrite, rougit, devient érésipélateuse, boutonneuse, écailleuse, surtout aux aisselles, aux aines, aux bourses, au pourtour de l'anus, à la partie interne des cuisses, partout où le tégument est délicat et la transpiration abondante.

Souvent le lobe du nez est particulièrement affecté par ce vice; il est rouge, pustuleux, rugueux, parfois même augmenté de volume et déformé.

Combien de gens sont pris à ceci pour de fervents adeptes de Bacchus, qui subissent tout simplement cette désagréable manifestation humorale.

7° Les Maladies de l'Estomac.

Grâce à Dieu, les désordres fonctionnels et les lésions organiques de l'estomac ont cessé d'être empilés pêle-mêle sous cette banale étiquette de la Gastrite, qui mettait l'ignorance à couvert et la maladie aux abois.

La filiation d'une bonne part de ces affections ressort évidente de l'étude que nous poursuivons.

Dans l'état normal, les sucs de l'estomac présentent une légère réaction acide indispensable au travail de la digestion.

Qu'à cette acidité ménagée vienne s'adjoindre une acidité déréglée, et il arrivera nécessairement que la digestion sera profondément troublée, que d'autre part la membrane gastrique s'irritera au contact de ces sucs agressifs, comme s'irrite celle des organes urinaires dans la gravelle, celle des articulations dans la goutte, celle du tégument dans les dartres précitées.

Les renvois acides et les urines sédimenteuses auxquels sont sujets ces malades prouvent surabondamment notre dire.

8° Les Maladies du Foie.

Le liquide biliaire est normalement alcalin ; dès qu'il cesse de l'être, ce qui ne manque pas d'arriver sous l'influence des liquides suracides, il perd sa fluidité, il séjourne et se concrète dans les conduits et dans la vésicule du foie.

D'où les troubles fonctionnels de cet important organe, la constipation, la jaunisse, les crises dites hépatiques, les douleurs sympathiques de l'épaule droite, etc., etc.

Les urines sont sédimenteuses et très-foncées, les matières fécales sont au contraire décolorées.

9° La Migraine.

La plupart des victimes de cette douloureuse affection appartiennent à notre famille des suracides, par l'hérédité, par le tempérament, par les habitudes de vivre, et chez les femmes, par l'insuffisance de la menstruation.

Leurs ascendants étaient goutteux, graveleux ; ils le sont souvent eux-mêmes sans le savoir ; ils pourraient cependant en être avertis par les renvois acides, par les urines sédimentaires auxquels ils sont sujets.

Dans le même ordre d'idées, combien de vertiges, d'étouffements, de palpitations, de désordres abdominaux se rattachent à une goutte ou à une gravelle latentes.

10° Les affections spéciales aux Femmes.

A l'époque de sa puberté, la femme contracte normalement un pacte d'exubérance substantielle qui, dans l'ordre de nature, doit être utilisé par la gestation ou réprimé par la menstruation.

Ce surcroît organique reste à la charge des femmes stériles, de celles qui sont incomplètement menstruées, de celles qui ont cessé de l'être prématurément.

Il suffit d'un simple déplacement de l'utérus, incident morbide bien insignifiant par lui-même et dont les causes fourmillent dans l'existence des femmes du monde, pour que se produisent cette stérilité, cette insuffisance ou cette cessation intempestive des règles.

Pour peu qu'en surplus ces femmes se trouvent être de descendance goutteuse, calculeuse ou pléthorique, pour peu qu'elles soient habituées aux excitations et aux saturations de la vie luxueuse, il ne peut se faire qu'elles ne contractent plus ou moins l'acidité humorale qui fait l'objet de cette étude.

A dater de là il advient ce que j'ai fréquemment observé à Contrexéville; ces femmes se désanimalisent par les reins, elles produisent des sables ou des calculs, à défaut d'enfants.

Dans ces conditions de suracidité humorale, que d'indispositions, que de souffrances sans nom, et que nous aimons mieux renvoyer aux maux imaginaires que d'avouer notre impuissance à les comprendre et à les guérir.

Interrogez ces pauvres méconnues : elles vous répondront uniformément qu'elles souffrent des reins, qu'elles urinent avec fréquence et même avec douleur, qu'elles observent dans leurs vases de nuit des sables rouges, souvent même des calculs rendus à la suite de crises plus ou moins douloureuses.

La plupart accusent vers l'estomac, le foie, les intestins et même la peau, les accidents que nous avons décrits.

Ne voilà-t-il pas plus qu'il ne faut pour comprendre l'énigme de ce mal protéiforme et pour lui appliquer la formule hygiénique que nous préconisons dans cet opuscule.

11° Maladie des voies urinaires.

Que conclure de tout ce qui précède, sinon que cet important appareil est le bouc émissaire de tous les désordres imputables à l'acidité humorale, désordres que nous venons d'énumérer et de définir.

Principal émonctoir de notre économie vivante, il peut, par un surcroît d'activité fonctionnelle, éliminer les principes acides qui compromettent les articulations des goutteux, le liquide sanguin des apoplectiques, les sucs de l'estomac et du foie des gastralgiques, etc., etc., mais il ne tarde guère lui-même à subir les conséquences compromettantes de cette intervention.

La membrane, qui revêt ses réservoirs et ses conduits, s'irrite et se sensibilise au contact continu d'urine trop acide accompagnée en outre de corps étrangers, durs et anguleux : sables, cristaux, graviers, calculs.

La sécrétion muqueuse devient plus abondante et plus compacte; le spasme contracte les réservoirs et les conduits.

Agglutinés par ce mucus, immobilisés par ce spasme, les cristaux, les sables s'aggrégent en graviers, les graviers en calculs, et ceux-ci, violentant douloureusement tout l'appareil, des reins au méat urinaire, sont expulsés au prix de nouvelles lésions, ou, s'immobilisant, perpétuent ces désordres et deviennent pierres.

Cette progression contient en germe toutes les maladies des reins, des uretères (canaux qui vont des reins à la vessie), de la vessie, de la prostate (glande fixée au col vésical), de l'urètre (conduit d'évacuation de l'urine), qu'il serait trop long d'énumérer ici, et je dirai même superflu, car les souffrances, les difficultés fonctionnelles et les altérations humorales de tous ces organes ne sont pas de celles qui peuvent passer inaperçues pour le patient.

En outre de la phase calculeuse que nous venons d'esquisser, l'appareil urinaire est encore plus spécialement compromis qu'aucun autre dans les luttes, dans les excès et dans les abnégations de la classe riche.

Au rapport d'un brave général de cavalerie, dans les réunions d'officiers, on s'aborde en se demandant non pas comment on se porte, mais comment...... on s'exonère. Ma longue pratique des sources de Contrexéville me donne des raisons de penser que telle devrait être aussi la sollicitude confraternelle des Magistrats, des fonctionnaires publics, des ecclésiastiques, des littérateurs, de tous ceux en un mot qui asservissent leurs besoins au lieu de s'y asservir, et de quelques autres encore, sans noms et sans professions, chez qui les organes urinaires externes ont fort à souffrir de leur double usage.

RÉSUMÉ PRATIQUE

Nous voilà désormais suffisamment autorisés à tirer de notre étude les deux conclusions suivantes :

1º Toutes les maladies, toutes les affections que nous venons d'esquisser sommairement, tirent leurs origines d'un même vice organique ; l'excessive acidité de nos liquides fonctionnels ;

2º Nôtre appareil urinaire joue dans cette surabondance de principes acides un rôle plus important qu'aucun autre, soit parce qu'il en est le principal émonctoir, soit parce que leur contact répété ne manque guère de lui infliger des désordres graves.

Ce que nous allons dire des propriétés certaines de l'Eau de Contrexéville prouvera suffisamment que cette eau, toute puissante à guérir ces maladies arrivées à leur extrême développement, le serait bien plus encore à les prévenir si elle entrait sans retard dans les habitudes hygiéniques de ceux qui en subissent les premières atteintes.

Mais d'autres ont attribué à Vichy ce rôle important que je réclame pour Contrexéville ; il convient donc de comparer entre elles ces deux eaux rivales.

PARALLÈLE ENTRE CONTREXÉVILLE & VICHY

Les deux eaux sont alcalines, mais la première est alcalinisée par le bicarbonate de chaux et la seconde par le bicarbonate de soude :

Or :

DANS CONTREXÉVILLE

Le Bicarbonate de Chaux est une matière reconstituante qui donne du ton et de la résistance aux tissus organiques, aidée surtout par le fer qui abonde dans l'Eau de Contrexéville.

Les combinaisons qu'elle forme avec les acides urique et phosphorique, principaux agents de la suracidité humorale, sont insolubles et à ce titre sont portées hors de l'économie par le gros intestin qui n'en peut éprouver aucun dommage.

Très-modérément alcalin, le bicarbonate de chaux ne fait que tempérer l'acidité extrême, mais nécessaire, des sucs gastriques, de l'urine, de la sueur, etc.

DANS VICHY

Le Bicarbonate de Soude est une matière dissolvante qui altère la plasticité du sang et développe la tendance aux infiltrations, aux hydropisies.

Les combinaisons qu'elle forme avec les acides urique et phosphorique sont partiellement solubles et cristallisent facilement ; elles sont portées vers les reins, vers les articulations, dans toute l'économie, où elles tendent à se concréter, et spécialement vers l'appareil urinaire qu'elles irritent et compromettent.

Très-fortement alcalin, le bicarbonate de soude menace de détruire non seulement l'acidité excessive, mais encore l'acidité nécessaire des sucs gastriques, de l'urine, des sueurs, etc.

Par sa combinaison avec les sels de magnésie, il rend laxatives les Eaux de Contrexéville.

Son action médicamenteuse des plus anodine permet que des quantités considérables d'Eau de Contrexéville puissent être envoyées à travers les conduits et les organes du malade, entraînant sur leur passage tous les dépôts, toutes les concrétions qui peuvent s'y être formés.

Les Eaux de Vichy ne participent en rien à cette précieuse propriété laxative.

L'action médicamenteuse énergique du bicarbonate de soudé oblige à n'employer l'Eau de Vichy qu'avec les plus grands ménagements.

Ainsi donc, aussi bien de par la théorie que de par l'expérience, nous pouvons formuler comme suit les mérites respectifs des deux rivales :

Avec l'Eau de Vichy et toutes celles très-nombreuses minéralisées par le carbonate de soude, on peut faire de la médecine, puissante dans certains cas, périlleuse dans beaucoup d'autres ;

Avec l'Eau de Contrexéville, seule et sans analogue, on fait de l'hygiène conservatrice, on allie la puissance des effets à la sécurité des moyens.

Toutes les maladies que nous avons énumérées et bien d'autres encore ont pour principal danger actuel ou prochain l'affaiblissement constitutionnel, l'anémie et la chlorose, à ce point que la médecine moderne place les composés ferrugineux parmi ses plus puissants moyens de guérison.

L'Eau de Contrexéville, elle aussi, est un composé ferrugineux ; mais en est-il beaucoup d'autres dont on puisse aussi dire qu'ils rafraîchissent et évacuent, loin d'échauffer et de resserrer.

MODE D'EMPLOI

DE L'EAU DE CONTREXÉVILLE

A TITRE HYGIÉNIQUE

Buvez de préférence le matin à jeun, dans le calme organique qui succède au repos de la nuit, alors que les membranes digestives sont douées de leur plus grande activité d'absorption.

Les quatre verres que fournit la bouteille sont une bonne ration habituelle; mettez entre chaque libation un quart-d'heure d'intervalle.

Certains estomacs capricieux supportent mal l'impression froide de l'eau ; rien n'empêche de les prévenir en quelque sorte et de les appâter en croquant avant de boire chaque verre une pastille de chocolat, une bouchée de pain, un petit morceau de sucre quelconque.

Il vaut infiniment mieux se promener que de rester assis ou couché en vidant sa bouteille. La perfection est de prendre cet exercice au grand air. Il faut réagir contre le froid et ne craindre que le froid humide.

On peut déjeûner une heure après le quatrième verre; il a déjà passé de l'estomac aux reins, au foie, à la peau.

Quand l'Eau de Contrexéville est employée surtout à titre ferrugineux, dans le cas d'affaiblissement constitutionnel des goutteux, des graveleux, dans la chlorose, dans l'anémie, le mode de faire doit être différent; on a moins en vue de provoquer les sécrétions et excrétions que d'introduire et de fixer dans l'organisme la plus grande somme possible des principes toniques et réintégrants de l'Eau de la *Source du Pavillon*.

En ce sens, il faut qu'elle soit bue d'une manière plus continue, à des doses moins copieuses, mais plus répétées, réparties dans l'intervalle des repas et pendant les repas eux-mêmes, où elle peut être employée à couper le vin, qu'elle n'altère pas comme les eaux bi-carbonatées sodiques.

L'Eau de la *Source du Pavillon* est embouteillée avec un soin scrupuleux ; chaque bouteille, rigoureusement rincée, est remplie, bouchée, puis capsulée d'une seule venue.

C'est grâce à ces précautions minutieuses qu'elle se conserve indéfiniment.

En résumé, l'Eau de Contrexéville a, nous ne saurions trop le répéter, pour propriété essentielle de tonifier, de fortifier la constitution, en même temps qu'elle corrige l'état vicieux des humeurs.

Cette propriété tonique, rafraîchissante et dépurative appartient exclusivement à la *Source du Pavillon*. Les autres sources dites de Contrexéville, presque entièrement dénuées de fer, ne possèdent aucune des propriétés reconstituantes de la *Source du Pavillon*.

Docteur BAUD,

Ancien Inspecteur et Médecin consultant aux Eaux de Contrexéville,
Médecin en chef des Epidémies de la Seine.

EAU DE CONTREXÉVILLE

(VOSGES)

SOURCE DU PAVILLON

Déclarée d'intérêt public par décret impérial du 4 août 1860

TARIF DU PRIX DE L'EAU

LIVRÉE A L'ÉTABLISSEMENT

Caisse de 50 bouteilles......... **30 fr.** (Environ 100 kilos)
Caisse de 25 bouteilles........ **15 fr.** (Environ 50 kilos)

Il doit être ajouté au prix du transport 40 centimes, dont 20 centimes pour enregistrement et 20 centimes pour timbre du récépissé formé par la gare d'expédition de Neuchâteau, et qui suit l'envoi pour servir de lettre de voiture jusqu'au destinataire.

Adresser les demandes d'Eau de la Source du Pavillon

A M. MERMET

Directeur de l'Établissement, à Contrexéville (Vosges)

OU BIEN

AU DÉPOT PRINCIPAL

Rue de la Michodière, 23, PARIS.

Prière de mettre sur l'enveloppe des lettres adressées à l'Établissement hydrominéral de Contrexéville :

DEMANDE D'EAU

Toutes les bouteilles d'Eau minérale naturelle

DE CONTREXÉVILLE

DE LA

SOURCE DU PAVILLON

Sont couvertes d'une capsule en étain portant ces mots :

EAU MINÉRALE DE CONTREXÉVILLE, SOURCE DU PAVILLON

MODÈLE DE LA CAPSULE :

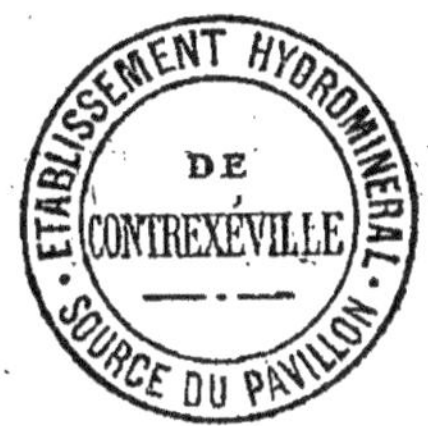

Les étiquettes en papier blanc sont toutes revêtues de la griffe de

M. E. MERMET

Directeur-Gérant de l'Établissement hydrominéral de Contrexéville

FAC-SIMILE DE CETTE GRIFFE :

Toute bouteille non revêtue des capsule et étiquette ci-dessus ne proviendrait pas de la Source du Pavillon

AVIS

L'administration de la Société des Eaux minérales de Contrexéville reçoit de nombreuses plaintes sur la qualité, le peu d'efficacité et même le mauvais goût des Eaux de Contrexéville qui sont vendues chez quelques droguistes ou pharmaciens de Paris, de la province et de l'étranger. Elle a l'honneur d'informer le public qu'elle n'est responsable que des bouteilles qui portent sur les étiquettes et sur les capsules les mots de :

SOURCE DU PAVILLON

Seule cette Eau a fait l'objet du travail de M. le docteur BAUD

On trouve rue de la Michodière, 23, au Dépôt de l'Eau minérale

L'OUVRAGE COMPLET DU DOCTEUR V. BAUD

SOUS CE TITRE :

CONTREXÉVILLE

MALADIES DES ORGANES GÉNITO-URINAIRES

Par le Docteur V. BAUD

Médecin en chef des épidémies de la Seine, ancien Inspecteur & Médecin
consultant aux Eaux de Contrexéville.

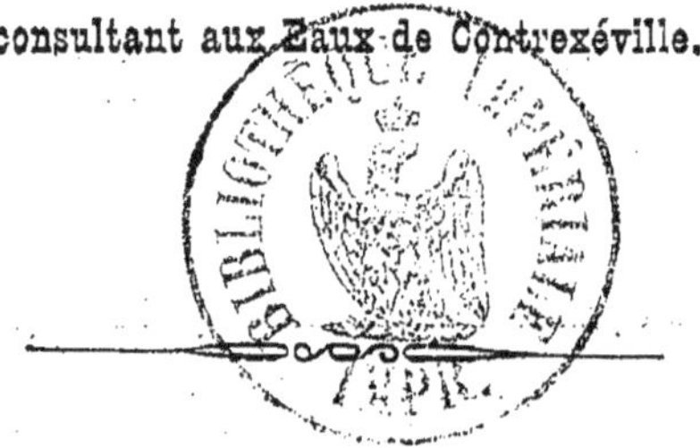

Typographie Oberthur et fils, à Rennes. — Maison à Paris, rue des Blancs-Manteaux, 35.

CHEMIN DE FER CONDUISANT À CONTREXÉVILLE

se rend de Paris à Contrexéville par Chemin de fer de l'Est, ligne de Mulhouse, embranchement de Chaumont à Neufchâteau.
...ye de Paris à Neufchâteau en moins de 10.h sans changer de voitures aux bifurcations, par le train partant de Paris, gare de Mulhouse à
...du soir. Des voitures très confortables font en 2.le le service de Neufchâteau à Contrexéville. On délivre à Paris des billets de correspondance
...Contrexéville

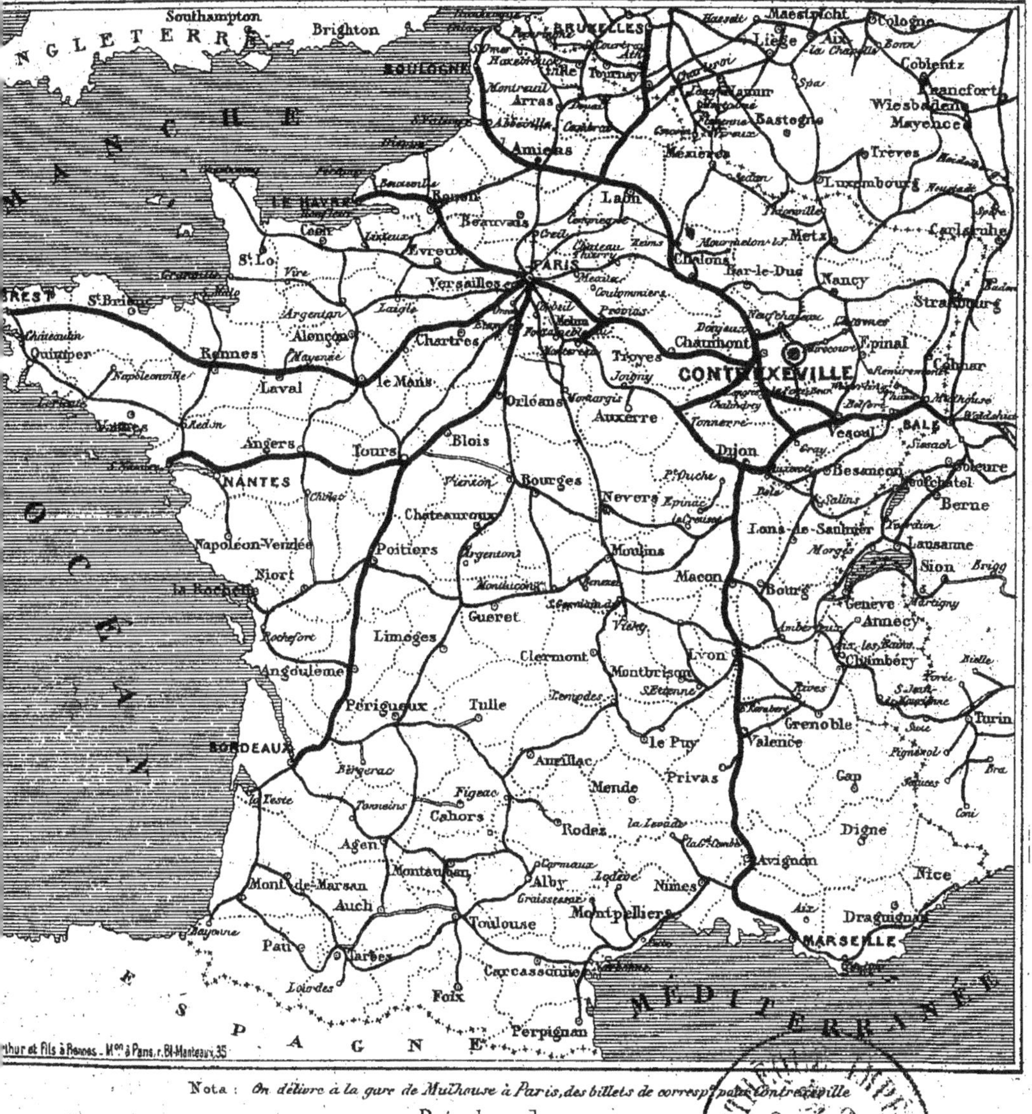

Nota : On délivre à la gare de Mulhouse à Paris, des billets de corresp.t pour Contrexéville

Prix des places
1.re Classe 40.f 85   2.e Classe 30.f 90   3.e Classe 23.f 70

Omnibus à tous les trains.

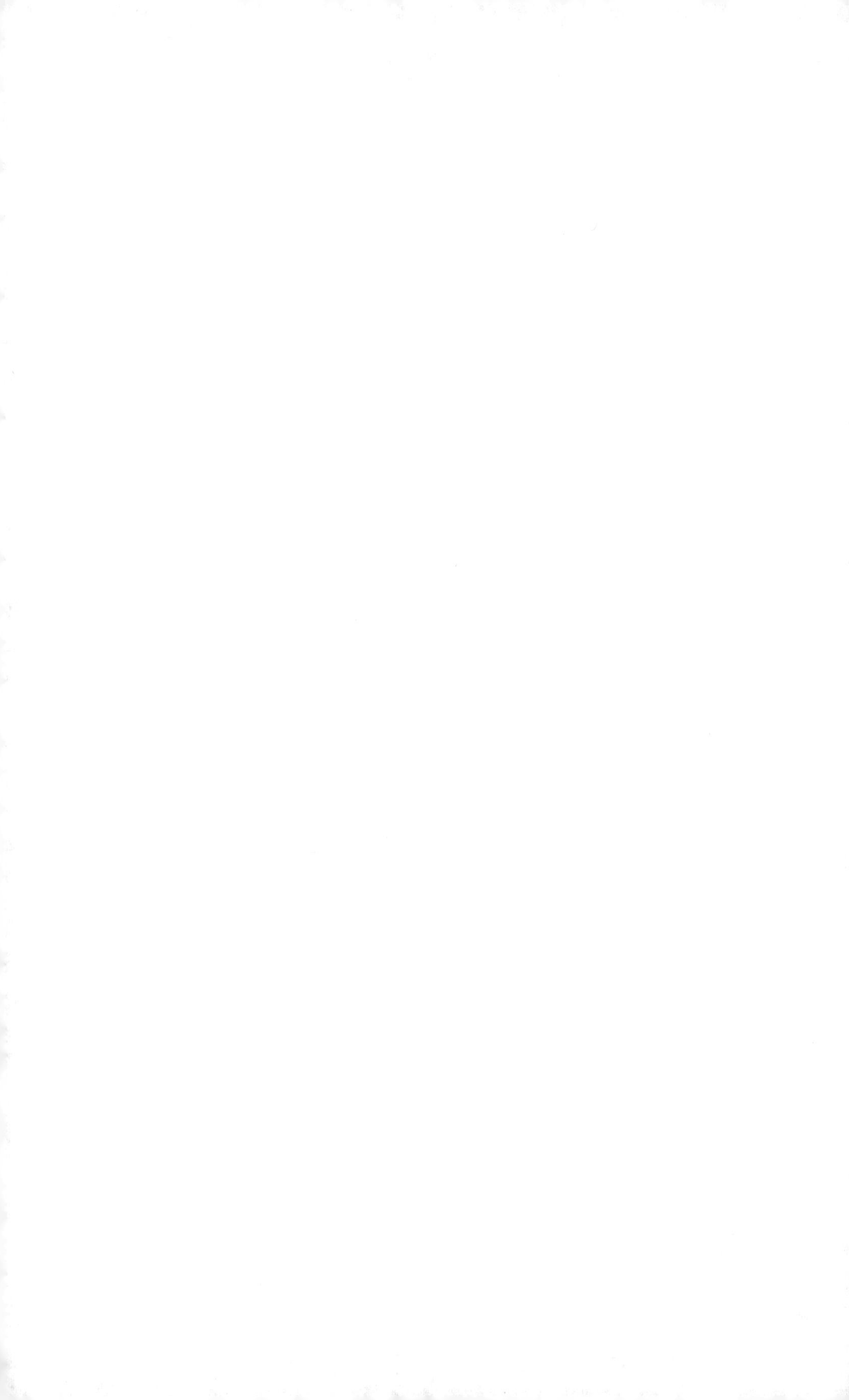

9 782014 068351